I0840148

"It is not how much we do
It is how much love we put into the doing."

Mother Teresa.

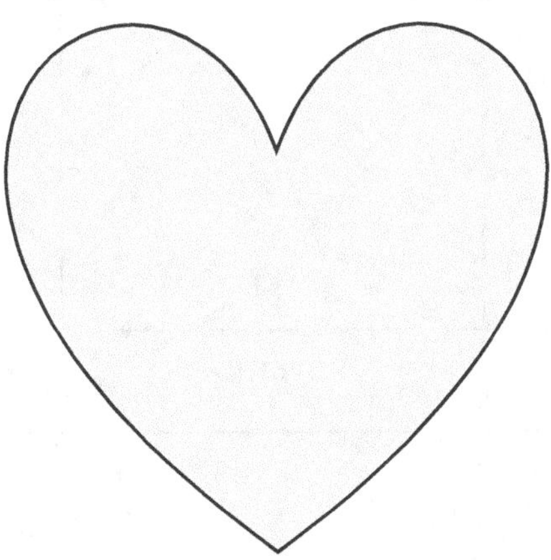

Goals For...

January	February	March

April	May	June

July	August	September

October	November	December

Looking Beyond 2020

When	What	Steps
2021		
2022		
2023		
2024		
2025		

Monthly Goal Progress

Goal	Goal
1.	1.
2.	2.
3.	3.
4.	4.
5.	5.
6.	6.
7.	7.
8.	8.
9.	9.
10.	10.

Monthly Goal Progress

Goal	Goal
1.	1.
2.	2.
3.	3.
4.	4.
5.	5.
6.	6.
7.	7.
8.	8.
9.	9.
10.	10.

Monthly Goal Progress

Goal	Goal
1.	1.
2.	2.
3.	3.
4.	4.
5.	5.
6.	6.
7.	7.
8.	8.
9.	9.
10.	10.

Monthly Goal Progress

Goal	Goal
1.	1.
2.	2.
3.	3.
4.	4.
5.	5.
6.	6.
7.	7.
8.	8.
9.	9.
10.	10.

Monthly Goal Progress

Goal	Goal
1.	1.
2.	2.
3.	3.
4.	4.
5.	5.
6.	6.
7.	7.
8.	8.
9.	9.
10.	10.

Monthly Goal Progress

Goal	Goal
1.	1.
2.	2.
3.	3.
4.	4.
5.	5.
6.	6.
7.	7.
8.	8.
9.	9.
10.	10.

Monthly Goal Progress

Goal	Goal
1.	1.
2.	2.
3.	3.
4.	4.
5.	5.
6.	6.
7.	7.
8.	8.
9.	9.
10.	10.

Monthly Goal Progress

Goal	Goal
1.	1.
2.	2.
3.	3.
4.	4.
5.	5.
6.	6.
7.	7.
8.	8.
9.	9.
10.	10.

Monthly Goal Progress

Goal	Goal
1.	1.
2.	2.
3.	3.
4.	4.
5.	5.
6.	6.
7.	7.
8.	8.
9.	9.
10.	10.

Monthly Goal Progress

Goal	Goal
1.	1.
2.	2.
3.	3.
4.	4.
5.	5.
6.	6.
7.	7.
8.	8.
9.	9.
10.	10.

Monthly Goal Progress

Goal	Goal
1.	1.
2.	2.
3.	3.
4.	4.
5.	5.
6.	6.
7.	7.
8.	8.
9.	9.
10.	10.

Monthly Goal Progress

Goal	Goal
1.	1.
2.	2.
3.	3.
4.	4.
5.	5.
6.	6.
7.	7.
8.	8.
9.	9.
10.	10.

Goal Tracker

Goal:

My Why:

Start Date: Projected End Date:

Action Plan:

Progress Bar

Goal Tracker

Goal:

My Why:

Start Date: | Projected End Date:

Action Plan:

Progress Bar

Goal Tracker

Goal:

My Why:

Start Date: Projected End Date:

Action Plan:

Progress Bar						

Goal Tracker

Goal:

My Why:

Start Date: | Projected End Date:

Action Plan:

Progress Bar						

Goal Tracker

Goal:

My Why:

Start Date: Projected End Date:

Action Plan:

Progress Bar						

Goal Tracker

Goal:

My Why:

Start Date: Projected End Date:

Action Plan:

Progress Bar						

Goal Tracker

Goal:

My Why:

Start Date: Projected End Date:

Action Plan:

Progress Bar						

Goal Tracker

Goal:

My Why:

Start Date: Projected End Date:

Action Plan:

____

____

____

____

____

____

____

Progress Bar						

Goal Tracker

Goal:

My Why:

Start Date: Projected End Date:

Action Plan:

Progress Bar						

Goal Tracker

Goal:

My Why:

Start Date:

Projected End Date:

Action Plan:

Progress Bar

Goal Tracker

Goal:

My Why:

Start Date: Projected End Date:

Action Plan:

Progress Bar						

Goal Tracker

Goal:

My Why:

Start Date: Projected End Date:

Action Plan:

Progress Bar						

Goal Tracker

Goal:

My Why:

Start Date: Projected End Date:

Action Plan:

Progress Bar

Goal Tracker

Goal:

My Why:

Start Date: | Projected End Date:

Action Plan:

____

____

____

____

____

____

____

____

Progress Bar						

Goal Tracker

Goal:

My Why:

Start Date: Projected End Date:

Action Plan:

Progress Bar						

Goal Tracker

Goal:

My Why:

Start Date: Projected End Date:

Action Plan:

Progress Bar					

Goal Tracker

Goal:

My Why:

Start Date: Projected End Date:

Action Plan:

Progress Bar						

Goal Tracker

Goal:

My Why:

Start Date: Projected End Date:

Action Plan:

Progress Bar						

Goal Tracker

Goal:

My Why:

Start Date: Projected End Date:

Action Plan:

Progress Bar						

Goal Tracker

Goal:

My Why:

Start Date: | Projected End Date:

Action Plan:

Progress Bar

Goal Tracker

Goal:

My Why:

Start Date: Projected End Date:

Action Plan:

Progress Bar

Goal Tracker

Goal:

My Why:

Start Date: | Projected End Date:

Action Plan:

Progress Bar

Goal Tracker

Goal:

<table>
<tr><td>My Why:</td></tr>
</table>

Start Date: | Projected End Date:

Action Plan:

____

____

____

____

____

____

____

Progress Bar						

Goal Tracker

Goal:

My Why:

Start Date: Projected End Date:

Action Plan:

Progress Bar						

Goal Tracker

Goal:

My Why:

Start Date: Projected End Date:

Action Plan:

Progress Bar						

Goal Tracker

Goal:

My Why:

Start Date: | Projected End Date:

Action Plan:

____

____

____

____

____

____

____

____

Progress Bar						

Goal Tracker

Goal:

My Why:

Start Date: Projected End Date:

Action Plan:

____

____

____

____

____

____

____

Progress Bar						

Goal Tracker

Goal:

My Why:

| Start Date: | Projected End Date: |

Action Plan:

____

____

____

____

____

____

____

____

| Progress Bar | | | | | | |

Goal Tracker

Goal:

My Why:

Start Date: | Projected End Date:

Action Plan:

Progress Bar						

Goal Tracker

Goal:

My Why:

Start Date: Projected End Date:

Action Plan:

Progress Bar

Goal Tracker

Goal:

My Why:

Start Date: Projected End Date:

Action Plan:

Progress Bar						

Goal Tracker

Goal:

My Why:

Start Date:

Projected End Date:

Action Plan:

Progress Bar

Goal Tracker

Goal:

My Why:

Start Date: Projected End Date:

Action Plan:

Progress Bar						

Goal Tracker

Goal:

My Why:

Start Date: | Projected End Date:

Action Plan:

____

____

____

____

____

____

____

____

Progress Bar						

Goal Tracker

Goal:

My Why:

Start Date: | Projected End Date:

Action Plan:

____

____

____

____

____

____

____

Progress Bar						

Goal Tracker

Goal:

My Why:

Start Date: Projected End Date:

Action Plan:

Progress Bar						

Goal Tracker

Goal:

My Why:

Start Date: Projected End Date:

Action Plan:

____

____

____

____

____

____

____

Progress Bar					

Goal Tracker

Goal:

My Why:

Start Date: Projected End Date:

Action Plan:

Progress Bar						

Goal Tracker

Goal:

My Why:

Start Date: Projected End Date:

Action Plan:

____

____

____

____

____

____

____

Progress Bar						

Goal Tracker

Goal:

My Why:

Start Date: Projected End Date:

Action Plan:

Progress Bar

Goal Tracker

Goal:

My Why:

| Start Date: | Projected End Date: |

Action Plan:

| Progress Bar | | | | | |

Goal Tracker

Goal:

My Why:

Start Date: Projected End Date:

Action Plan:

____

____

____

____

____

____

____

____

Progress Bar						

Goal Tracker

Goal:

My Why:

Start Date: Projected End Date:

Action Plan:

____

____

____

____

____

____

____

____

Progress Bar						

Goal Tracker

Goal:

My Why:

Start Date: Projected End Date:

Action Plan:

Progress Bar

Goal Tracker

Goal:

My Why:

Start Date: Projected End Date:

Action Plan:

Progress Bar						

Goal Tracker

Goal:

My Why:

Start Date: **Projected End Date:**

Action Plan:

____

____

____

____

____

____

____

____

Progress Bar						

Goal Tracker

Goal:

My Why:

Start Date: Projected End Date:

Action Plan:

Progress Bar						

Goal Tracker

Goal:

My Why:

Start Date: Projected End Date:

Action Plan:

____

____

____

____

____

____

____

____

Progress Bar						

Goal Tracker

Goal:

My Why:

Start Date: Projected End Date:

Action Plan:

Progress Bar						

Goal Tracker

Goal:

My Why:

Start Date: Projected End Date:

Action Plan:

Progress Bar						

Goal Tracker

Goal:

My Why:

Start Date: Projected End Date:

Action Plan:

Progress Bar						

Goal Tracker

Goal:

My Why:

Start Date: | Projected End Date:

Action Plan:

Progress Bar

Goal Tracker

Goal:

My Why:

Start Date: | Projected End Date:

Action Plan:

| Progress Bar | | | | | | |

Goal Tracker

Goal:

My Why:

Start Date: Projected End Date:

Action Plan:

Progress Bar

Goal Tracker

Goal:

My Why:

Start Date: Projected End Date:

Action Plan:

____

____

____

____

____

____

____

Progress Bar						

Goal Tracker

Goal:

My Why:

Start Date: Projected End Date:

Action Plan:

Progress Bar

Goal Tracker

Goal:

My Why:

Start Date: Projected End Date:

Action Plan:

Progress Bar						

Goal Tracker

Goal:

My Why:

Start Date: | Projected End Date:

Action Plan:

Progress Bar

Goal Tracker

Goal:

My Why:

Start Date: Projected End Date:

Action Plan:

____

____

____

____

____

____

____

____

Progress Bar						

Goal Tracker

Goal:

My Why:

Start Date: Projected End Date:

Action Plan:

Progress Bar						

Goal Tracker

Goal:

My Why:

Start Date: Projected End Date:

Action Plan:

Progress Bar						

Goal Tracker

Goal:

My Why:

Start Date: | Projected End Date:

Action Plan:

Progress Bar

Notes

Notes

Notes

Notes

Notes

Notes

Notes

Notes

Notes

Notes

Notes

Notes

Notes

www.ingramcontent.com/pod-product-compliance
Lightning Source LLC
Chambersburg PA
CBHW061510250726
48657CB00005B/1786